ÉTIOLOGIE

DES

FIÈVRES INTERMITTENTES ENDÉMO-ÉPIDÉMIQUES

A PERSISTANCE ET A GRAVITÉ

TOUT A FAIT INSOLITES, QUI SÉVISSENT A

PORNICHET, LA BOLE, LE POULIGUEN

et sur tout le littoral circonvoisin

Docteur de LAJARTRE

ANCIEN MÉDECIN DE LA MARINE

PARIS

CHEZ L'AUTEUR, 10, RUE GALILÉE

1892

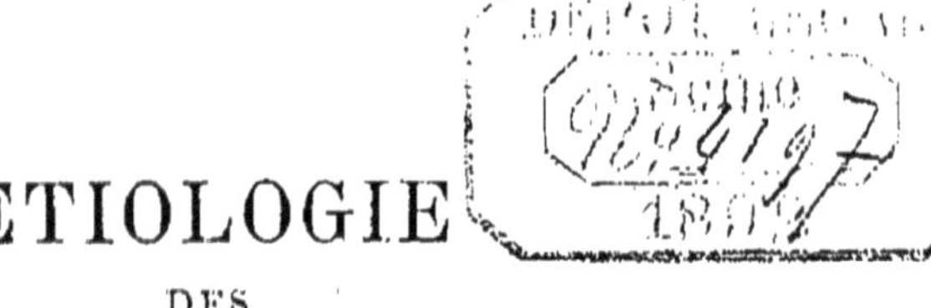

ÉTIOLOGIE

DES

FIÈVRES INTERMITTENTES ENDÉMO-ÉPIDÉMIQUES

à persistance et à gravité
tout-à-fait insolites, qui sévissent à

PORNICHET, LA BOLE, LE POULIGUEN

ET SUR TOUT LE LITTORAL CIRCONVOISIN

La persistance et la gravité tout-à-fait insolites des fièvres intermittentes endémo-épidémiques, qui sévissent aux stations balnéaires de *Pornichet, La Bôle, Le Pouliguen*, de même, du reste, que sur tout le littoral circonvoisin, trouvent leur raison d'être dans cette circonstance que l'intoxication paludéenne de l'organisme peut, dans ces parages, se produire simultanément par plusieurs voies :

1° Par les voies respiratoires, à la faveur de la contamination aérienne par les exhalaisons délétères des marais découverts (marais gâts, marais salants) ;

2° Par les voies digestives, l'eau dont on

dispose pour l'usage alimentaire émergeant, la plupart du temps, croyons-nous, de marais souterrains. Nous nous expliquerons tout à l'heure à ce sujet.

Ainsi, empoisonnement par l'air qu'on y respire, empoisonnement par l'eau qu'on y boit, telles sont les causes d'impaludisme, agissant alternativement ou simultanément, qui ressortent clairement de l'étude pathogénique de cette contrée inhospitalière.

C'est ce que nous allons exposer avec la plus complète indépendance d'esprit, et peu soucieux des récriminations et des protestations intéressées qui pourront se produire ; car, en réalité, nous ne faisons que développer, étudier et apprécier des faits tangibles, indéniables et indiscutables, dont la connaissance exacte intéresse, du reste, au plus haut degré l'hygiène publique et la police médicale.

Si, en effet, nous jetons un rapide coup-d'œil sur la topographie de la côte, sur celle des terres voisines et de la plage, deux ordres de faits d'une importance capitale fixent immédiatement toute notre attention : d'abord l'existence de redoutables foyers d'élaboration du poison maremmatique, foyers bien apparents, bien évidents, car ils couvrent de grandes surfaces. Nous voulons parler des marigots ou marais gâts et des vastes marais salants qui s'étendent parallèlement à la mer, dont ils ne sont séparés que par l'étroite zône de sable fin sur laquelle sont échelonnés, à deux kilomètres environ l'un de l'autre, les villages de Pornichet, La Bôle et Le Pouliguen. Nous reviendrons tout à l'heure sur l'examen de ces marais, et aussi sur les considérations qui en découlent au point de vue pathogénique.

Le second fait que nous observons et auquel nous attachons aussi une importance de premier ordre, se rapporte à la configuration plane et basse de la zône sablonneuse comprise entre les marais et la mer, zône sur laquelle, nous l'avons déjà dit, ont été édifiées les stations de Pornichet, La Bôle et Le Pouliguen. Nous savons, en effet, que, en règle générale, la configuration plane et basse d'un sol avoisinant des marais est favorable au développement de la fièvre intermittente pour deux raisons principales :

1° Difficulté d'écoulement des eaux, d'où maintien d'un des éléments favorables à l'élaboration du miasme tellurique ; 2° condensation plus facile, à la surface des terrains plans, du brouillard fébrifère. En effet, la radiation nocturne étant plus intense à la surface des plaines unies que dans les régions plus ou moins accidentées, il en résulte, dans le premier cas, une réfrigération plus considérable de la couche atmosphérique la plus voisine du sol et une formation plus facile de ce brouillard nocturne qui, chaque soir, surtout dans la période estivale, recouvre comme d'une nappe les foyers fébrifères et les plaines voisines. Or, c'est dans ce brouillard que sont accumulés, en grande abondance, les miasmes marécageux qui, raréfiés et dispersés par la chaleur du jour, puis entraînés rapidement, lorsque le temps est serein, vers les couches supérieures de l'atmosphère, où leur action est presque nulle, se rapprochent de la terre après le coucher du soleil et pendant la nuit, retombent avec la rosée, et atteignent alors leur summum d'activité.

Ainsi, comme premier résultat d'observation sommaire, nous avons ces deux faits importants, incontestés et, du reste, incontestables : puissants foyers d'élaboration des miasmes telluriques, et dispositions topographiques les plus aptes à favoriser la diffusion de ces miasmes.

Étudions, à présent, ces foyers d'infection dans leur nature et dans leurs rapports avec les fièvres intermittentes et la cachexie paludéenne qui sévissent de la façon la plus rigoureuse dans toute la région, ruinent dans leur vitalité les populations indigènes, et constituent un danger permanent pour l'étranger en villégiature dans ce milieu palustre.

1° Marigots ou marais gâts de Pornichet

L'exhaussement progressif du littoral et, par suite, l'abandon des salines qui existaient autrefois à l'extrémité méridionale de la côte dont nous faisons l'histoire pathologique, ont fait naître, aux lieu et place de ces salines, une zône marécageuse d'une insalubrité proverbiale.

Les étangs salés et saumâtres, les cloaques fangeux et puants qui forment cette zône, constituent ce que l'on appelle les marigots ou marais gâts de Pornichet, du nom de la localité qu'ils avoisinent le plus immédiatement, et qu'ils touchent, du reste, au sud et à l'est.

L'eau y est stagnante, car ils occupent un niveau inférieur non-seulement à celui de la mer, mais encore à celui du pays voisin. Ils sont le réceptacle d'immondices de toute nature, et le réservoir naturel de nombreux diverticulums lacustres dont les eaux, déplacées par les pluies abondantes, leur apportent le produit délétère de leur stagnation. La couche de vase s'y élève de plus en plus et forme un limon fangeux, détritus de nombreuses générations végétales.

Grâce à leur proximité de la mer, les hautes marées viennent encore ajouter un nouveau contingent aux sources de méphitisme, en entraînant dans ces marais une grande quantité de matières putrescibles.

Tout, en un mot, concourt à les rendre délétères ; aussi, les gaz infects qui s'en dégagent mesurent-ils, à la fois, leur insalubrité et le travail de fermentation qui s'y accomplit. Ajoutons que lorsqu'on agite ces cloaques dans un but de pêche ou autre, on exagère au plus haut point leurs propriétés malfaisantes.

2° Marais salants de la Bôle et du Pouliguen

Les marais salants situés derrière la Bôle et le Pouliguen, et tout près de ces stations balnéaires, forment la partie la plus basse d'une plaine très étendue, et qui est bornée au nord, à l'est et au sud-est par une chaîne de collines peu élevées ; à l'ouest, par la mer dont elle est séparée par une zône sablonneuse complantée de pins. Ces limites circonscrivent un vaste bassin. Il résulte de l'examen attentif des dispositions qui lui sont particulières, que ce bassin a dû jadis être baigné par la mer, qui s'étendait probablement alors jusqu'aux pieds des collines qui le limitent au nord, à l'est et au sud-est ; et qu'à cette époque reculée, il constituait une vaste baie. Cette baie semble avoir été fermée du côté de la mer par l'exhaussement progressif de la côte, à la suite des alternatives de flux et de reflux. Telle est l'origine probable de ces marais qui présentent dans un grand nombre de leurs parties constituantes, tout le cortège des conditions palustres que nous avons déjà signalées dans notre description des marais gâts de Pornichet. De même que ces derniers, ils occupent un niveau inférieur non seulement à celui de la mer, mais encore à celui du pays voisin ; sur plusieurs points, ils communiquent incomplètement avec la mer, par des canaux qui ont la plus grande tendance à s'ensabler, circonstance qui fait négliger, quelquefois même abandonner tout-à-fait les règles hygiéniques propres à prévenir ou à diminuer leur insalubrité naturelle.

Nous ne dirons rien des œillets ou tables de cristallisation qui reçoivent l'eau quand elle a atteint le degré de concentration voulue, c'est-à-dire quand elle est prête à faire sa viraison ; car ces petites surfaces quadrilatères, à fond de glaise bien battu, séparées par des rigoles ou l'eau circule constamment, ne peuvent être dangereuses pour la santé publique Nous ferons la même observation pour certains autres réservoirs secondaires destinés à la saturation progressive de l'eau.

Ces réserves faites, recherchons dans ces marais salants les parties où s'élaborent ces miasmes organiques végétaux dont l'influence néfaste tend à dépeupler le pays, en même temps qu'elle constitue le danger permanent qui menace le baigneur et le client des stations balnéaires.

Nous aurons d'abord à examiner les jars.

Les jars ou vasais, qui reçoivent directement l'eau de la mer et alimentent les salins, sont de véritables étangs vaseux ou fermentent de nombreuses substances végétales ; et comme les eaux stagnantes sont très propres à nourrir le poisson, les sauniers y créent des pêcheries en établissant, dans plusieurs points, des digues et des écluses qui forment autant d'obstacles au cours des eaux et exposent aux accidents les plus graves.

En outre, il s'opère dans ces étangs, sous l'influence des pluies, ce mélange si funeste d'eau douce et d'eau de mer que nous avons déjà signalé à Pornichet, et qui les transforme en autant de marigots. Ces marigots recélant dans leur sein, sous une couche d'eau que le soleil échauffe, de nombreuses substances végétales ou bien leurs détritus vaseux, ont, sur l'insalubrité de tout le pays voisin, l'influence la plus redoutable ; car partout où une matière organique se putréfie, qu'elle procède d'une plante ou d'un animal, un germe infectieux prend naissance.

Après les jars, nous trouvons, comme principaux foyers d'élaboration miasmatique, les chaussées ou bossis qui entourent chaque salin, et dont les revers sont couverts d'une vase marine renfermant, en grande abondance, des détritus végétaux qui fermentent au soleil ; ces chaussées forment donc, à chaque marais salant, une sorte de ceinture palustre.

En arrière des tranchées, circulent plusieurs fossés plus ou moins profonds et dont les revers fangeux et puants n'ont rien à envier à ceux des bossis. L'un de ces fossés, dit fossé d'enceinte et exigé par le fisc, est surtout réputé pour son insalubrité ; ce qui n'a pas lieu d'étonner, car il est rempli d'une eau saumâtre, vaseuse et stagnante.

En résumé, l'humidité considérable versée dans l'air par les vastes marais salants dont nous nous occupons, les nombreux foyers d'élaboration miasmatique qu'ils recèlent dans leur sein, en font d'immenses laboratoires de décomposition putride que les vents ne peuvent traverser sans acquérir des propriétés délétères. Aussi, l'industrie salicole constituet-elle, dans ces conditions, un véritable danger au point de vue de l'hygiène publique.

Or, comme il est parfaitement établi et démontré par une foule d'observations concordantes que l'absorption des miasmes produits par la décomposition des végétaux dans l'eau des marais, et surtout dans les marais gâts et dans certains marais salants, est la cause de la fièvre intermittente, de la cachexie palustre qui lui succède ou qui survient d'emblée, ainsi, du reste, que d'un grand nombre de maladies périodiques, il en résulte que les populations indigènes de cette région sont fatalement vouées à toute la série des accidents de l'intoxication paludéenne.

C'est, en effet, ce que, malheureusement, a confirmé au-delà même de toutes prévisions l'enquête minutieuse et impartiale à laquelle nous nous sommes livré personnellement. Nous ne tairons pas, qu'au début, notre enquête a été assez laborieuse : tant d'intérêts divers n'allaient-ils pas recevoir une formidable atteinte, si un étranger, un baigneur probablement, enfin un client de la plage arrivait à percer à jour la vérité et en faire part à ses amis et connaissances !..... Comment,

Monsieur ! la fièvre intermittente !..... Qu'est-ce que cela peut bien être ? jamais on n'a entendu parler de cela dans le pays.

Si je suis sourde, nous disait une fermière qui, au temps des bains, écoule ses denrées sur les marchés de Pornichet et de la Bôle, n'allez pas croire, au moins, que c'est à cause des fièvres ! Non, Monsieur, c'est *la quininc* qui m'a rendue sourde ; mais je n'ai jamais eu les fièvres, et, sachez-le bien, il n'y en a pas dans le pays. Tel autre a une maladie d'estomac, déterminée, dit-il, par *la quinine ;* mais il n'a jamais eu les fièvres. Et ainsi de suite, de la part des industriels intéressés à un titre quelconque au développement des stations dont nous étudions les causes d'insalubrité.

Telles étaient donc les réponses habituelles de pauvres diables suant la peur et la fièvre, et chez qui la teinte jaunâtre, anémique du visage, l'aspect terreux de la peau, réunis à un certain degré d'embonpoint et quelquefois même de force, venaient donner un démenti formel à leurs dires, en dénonçant à nos yeux les signes extérieurs classiques de la cachexie palustre, ce stigmate indélébile de l'empoisonnement maremmatique.

Mais ces négations de l'évidence, de la part de gens étroitement liés par des intérêts communs, et obéissant évidemment, dans la circonstance, à un mot d'ordre, faisaient un singulier contraste avec les déclarations diamétralement opposées, mais franches, précises et catégoriques autant que désintéressées de tous les habitants qui, n'ayant rien à gagner ni à perdre au plus au moins de prospérité des stations balnéaires voisines, se contentaient de dire purement et simplement la vérité. Dans tout le pays, affirmaient ces derniers, au milieu de leurs doléances, personne n'échappe aux fièvres, et qui dirait le contraire mentirait effrontément ; les vieux, les jeunes, même les enfants en bas âge, tous en sont atteints et en souffrent cruellement ; beaucoup en meurent.

Ah ! qu'elles sont terribles les fièvres que nous valent ces maudits marais ! Que de malheurs elles causent ! Par elles, nous éprouvons une peine incroyable à élever nos enfants : car du jour où ils ont eu un premier accès, leur santé semble altérée pour toujours, leur corps comme empoisonné ; ils s'étiolent rapidement, leur peau prend une teinte jaunâtre, souvent ils enflent, puis vont s'affaiblissant de jour en jour, et quelquefois ils meurent ainsi, sans qu'aucun médicament ait pu enrayer, même pour un temps, la marche sans cesse envahissante du terrible mal. Plus souvent c'est une maladie intercurrente quelconque qui, survenant chez ces petits êtres au corps ruiné par la fièvre et incapable d'aucune force de résistance, les emporte avec une effrayante rapidité. Aussi, ce qu'il meurt d'enfants dans ce village et dans toutes les localités voisines, est vraiment inconcevable. Ajoutez à cela que les fièvres sont la cause bien reconnue du grand nombre d'avortements et d'accouchements prématurés que nous avons à déplorer, etc., etc.

Tel est, en somme, le résumé des renseignements que nous avons recueillis sur la constitution médicale non seulement des localités très voisines des marécages, mais aussi de celles qui en sont éloignées de deux ou trois kilomètres. Car la fièvre ne se limite jamais au simple rivage ; elle sévit toujours sur une partie du pays, et aucun village n'est indemne par les seules conditions de sa topographie propre. Ceux qui sont situés dans les bas-fonds ne sont pas plus redoutables, comme on serait tenté de le croire, que ceux qui occupent le sommet des ondulations du sol, dans des endroits secs et, en apparence, très salubres. Nous en donnerons les raisons tout à l'heure.

Il ressort donc de notre enquête que Pornichet, La Bôle, Le Pouliguen et toutes les localités du voisinage, dans un rayon d'environ trois kilomètres, sont totalement impaludés, du fait des marais gâts et des marais salants que nous avons décrits plus haut ; — que la population indigène, dont la misère physiologique est en quelque sorte chronique, est étiolée, ruinée dans sa vitalité par les fièvres intermittentes et la cachexie palustre qui, si elles ne tuent pas, le plus souvent, par elles-mêmes, impriment du moins à la plupart des autres affections un caractère de gravité qu'on ne saurait méconnaître : d'où le niveau de la mortalité, qui présente des conditions pathologiques extrêmement regrettables et, à coup sûr, plus éloquentes que tout commentaire.

Le jeune âge, surtout, est frappé avec une telle puissance que cette question de la mortalité excessive des enfants, dans cette contrée marematique où la natalité est relativement faible, est certainement de nature à inspirer de tristes réflexions dans un ordre d'idées que nous ne saurions aborder ici sans sortir de notre sujet.

Mais la plage, mais les stations balnéaires de Pornichet, La Bôle et Le Pouliguen, qui sont situées entre la mer et les marais, par conséquent à l'ouest de ces derniers, sont-elles aussi violemment impaludées que les localités situées au nord, à l'est et au sud de ces mêmes marais ?

La réponse, naturellement et, ajouterons-nous, malheureusement, ne peut être formulée que dans un sens affimatif. Cependant elle comporte une explication. Nous la tirerons d'une circonstance météorique qui joue un rôle considérable dans le développement des fièvres intermittentes, dont elle peut alternativement centupler ou annihiler la production. Nous voulons parler de la direction des vents. En effet, la direction des vents influe forcément sur leurs propriétés hygiéniques ; elle modifie leur pureté. Ainsi les vents pélagiens, c'est-à-dire les vents qui, soufflant ouest, nord-ouest ou sud-ouest, arrivent à la plage et aux stations balnéaires immédiatement après avoir traversé dans leur parcours les immenses plaines de l'Océan, sont assurément vierges de toute souillure tellurique ; leur influence ne peut être que salutaire à toutes les habitations situées entre la mer et les marais, car ils éloignent de ces habitations les miasmes palustres qui troublent à chaque instant la pureté de leur atmosphère ambiante ; aussi les fièvres ne s'y contractent-elles, alors, que rarement. Poursuivant leur course, ces vents pélagiens recueillent ensuite, en passant sur les marais, une grande quantité de germes infectieux qu'ils transportent plus ou moins loin, selon leur vitesse, pour les répandre sur les villages situés à l'est, au sud-est, au nord-est, etc..., où ils donnent naissance à tout le cortège des affections périodiques.

Mais les vents soufflent-ils, au contraire, est, nord-est, sud-est, etc..., c'est-à-dire dans une direction telle que, passant d'abord par les marais, ils en envoient les effluves sur les stations et sur la plage, l'action de cette brise morbifère se traduira vite, dans ces stations et sur cette plage, par l'exploxion d'accès intermittents ; tandis que les villages situés à l'est des marais demeureront indemnes.

Ainsi, pour nous résumer, tel vent d'ouest qui sera favorable à la plage et aux stations balnéaires, apportera la fièvre aux villages situés à l'opposite de cette plage et de ces stations, de l'autre côté des marais ; réciproquement, un vent d'est inoffensif pour les villages situés à l'est des marais, sera plein de dangers pour la plage et les stations.

Chaque localité a donc son vent favorable et son vent contraire : c'est là un article de foi pour la plupart des indigènes.

Mais les développements dans lesquels nous venons d'entrer font naître une autre question non moins importante, puisqu'elle intéresse la genèse de ces fièvres intermittentes dont l'explosion soudaine, en des points distants quelquefois de 2 ou 3 kilomètres de tout foyer d'élaboration miasmatique, coïncide toujours avec le maximum des chaleurs et certaines directions des vents. Voici cette question :

Quelle est la sphère d'activité des miasmes paludéens? Autrement dit, à quelle distance des marigots de Pornichet ou des marais salants de La Bôle et du Pouliguen doit-on se tenir pour être tout-à-fait à l'abri de l'infection palustre ?

Notre réponse, on le comprendra facilement, ne peut être formulée d'une façon précise, car la sphère d'activité des miasmes a une étendue qui varie suivant certaines circonstances dont nous ne retiendrons ici que les principales : l'état calme ou agité de l'air, sa température et son hygrométric.

La chaleur et l'humidité impriment un funeste essor au dégagement miasmatique ; aussi la progression constante des dangers, toutes choses égales d'ailleurs, avec l'élévation de la température, est-elle chose parfaitement établie, et sur laquelle il serait oiseux d'insister.

Lorsque l'atmosphère est tranquille, et la température au-dessous de la moyenne, les effluves maremmatiques ne s'élèvent qu'à une très faible hauteur, et leur propagation horizontale est également très restreinte.

Mais dès qu'apparaît la saison chaude, leur sphère d'activité s'accroît beaucoup.

Par ailleurs, l'atmosphère terrestre, comme l'atmosphère pélagienne, est rarement stagnante : le plus ordinairement elle est parcourue par des vents qui, se transportant avec une vitesse et une direction variables d'un point du ciel à l'autre, peuvent être, à grandes distances, le véhicule de germes infectieux dont ils se sont chargés en passant sur les marais, germes infectieux qui peuvent également, après un long parcours, conserver toute leur nocuité première.

C'est à des circonstances de ce genre qu'il faut rapporter les qualités nuisibles attribuées, avec raison, à certains vents dans diverses localités éloignées de 2 et quelquefois 3 kilomètres des marais, localités qui, par leur topographie propre semblent, de prime saut, présenter toutes les garanties désirables de salubrité : **telle, par exemple, la station naissante de Ste-Marguerite où, se croire en sécurité à l'endroit des fièvres intermittentes, serait une pure fiction.**

Mais si cette migration des effluves par l'air nous explique l'apparition des fièvres intermittentes dans des lieux secs, relativement élevés, salubres par eux-mêmes, nous sommes loin d'être exactement fixé sur l'extrême limite à laquelle peuvent être portées ces effluves sans perdre leurs propriétés nocives. Cependant, si nous nous en rapportons à nos observations personnelles, assez nombreuses, du reste, et recueillies dans les circonstances les plus variées, nous devons assigner à cette extrême limite à peu près 4 kilomètres.

Nous avons conservé dans nos souvenirs de navigation quelques faits que nous observâmes, il y a quelque 30 ans, à bord de la frégate l'*Andromaque*, et qui démontrent bien le transport, à au moins 3,600 mètres, du miasme paludéen recueilli par les vents qui soufflent de terre : Nous mouillâmes dans le détroit de la Sonde, à 3,600 mètres de la côte de Java sur laquelle existaient de vastes marigots plus ou moins masqués par un rideau de cocotiers ; nous étions sous le vent de l'île. A cette époque, aucun cas de fièvre intermittente n'avait été observé à bord depuis plusieurs mois. Dès le lendemain nous levions l'ancre, et 24 heures s'étaient à peine écoulées depuis notre départ qu'une trentaine de fébricitants s'étaient déjà présentés à notre visite ; nous eûmes même à déplorer quelques accès pernicieux qui emportèrent rapidement les malades. Or, ces hommes n'étaient pas allés à terre, mais ils avaient passé une partie de la nuit sur le pont de la frégate, soit qu'ils y fussent retenus par les exigences du service, soit qu'ils y demeurassent pour leur convenance personnelle et afin de se soustraire à la température excessive qui régnait dans les batteries et dans le faux-pont.

A quelques mois de là, c'était à l'embouchure du Yang-Tsé-Kiang (fleuve bleu) que nous faisions les mêmes remarques, alors que nous étions mouillés à 3,000 mètres d'une côte marécageuse. Plus tard enfin, différents mouillages sur la côte de Chine nous fournirent de nouvelles occasions de constater des faits identiques pour des distances variant de 2,000 à 3,000 mètres.

Par ailleurs, il nous est arrivé de demeurer pendant plusieurs mois à 5,000 mètres de côtes notoirement insalubres du fait de leurs marécages infects sans qu'aucune manifestation d'empoisonnement palustre se montrât à bord, bien que la température fût élevée et que les vents soufflassent de terre.

Nous voulons bien admettre que les bois de pins qui couvrent une partie de la côte, depuis Pornichet jusqu'au Pouliguen puissent, dans une certaine mesure, restreindre l'étendue de la sphère d'action des miasmes paludéens.

Mais ces pins sont clair-semés, petits, chétifs, rabougris, car ils végètent avec une extrême difficulté sur un sol dépourvu d'humus et exclusivement formé par le sable que lui apportent les vents de mer.

Leur influence en tant qu'obstable au cours des vents ne peut donc être que très limitée. En ce qui concerne plus particulièrement les stations balnéaires de Pornichet, La Bôle et Le Pouliguen, qui touchent pour ainsi dire les marais, ces bois ne constituent pas le moindre correctif, comme en témoignent d'une manière éloquente les nombreux accès intermittents qui éclatent sous l'influence de la plus légère brise morbifère.

Ceci nous remet en mémoire le fait suivant, qui se passa dans l'une de ces stations, au cours de la dernière saison des bains :

Une dame tenant hôtel, et un autre industriel, nous avaient absolument assuré que les marais ne donnaient pas de fièvres, et que, en fût-il autrement, la station balnéaire demeurerait indemne en raison du bois de pins qui l'isolait de ces marais.

Ils protestaient, avec une énergie digne d'une meilleure cause, non-seulement contre les faits qui nous avaient été rapportés, mais aussi contre ceux mêmes que nous avions observés personnellement.

Ils étaient, du reste, dans leur rôle, et nous n'avions pas à insister. Nous avions à peu près oublié ce petit incident lorsque, quelques semaines plus tard, au commencement de septembre, si nous avons bonne mémoire, et à quelques jours d'intervalle, ces deux personnes nous firent prier d'aller les voir.

Nous les trouvâmes l'une et l'autre aux prises avec un accès de fièvre intermittente des mieux caractérisé, mais dont le stade de froid avait atteint une telle intensité que la famille avait pris peur. C'est à cette dernière circonstance, du reste, que nous dûmes d'être appelé, et de constater une fois de plus que le miasme paludéen ne respecte pas même les assuétudes anciennes.

Enfin, pour en terminer avec cette étude des marais découverts, nous devons ajouter que notre observation clinique a porté non-seulement sur des fièvres intermittentes à accès bien réguliers, accompagnés de leurs trois stades classiques, mais encore sur d'autres affections à genèse identique, et ne différant des fièvres intermittentes ordinaires que par leur expression symptômatique.

Marais souterrains

Aux marais gâts de Pornichet et aux marais salants de La Bôle et du Pouliguen, dont les effluves sèment les fièvres intermittentes sur tout le pays voisin, il faut peut-être ajouter un autre foyer d'infection paludéenne, qui, bien que caché à tous les regards, n'en exercerait pas moins une action funeste sur la santé des clients de la plage : nous voulons parler de marais souterrains dont les gisements occuperaient de grandes surfaces sous une partie du littoral qui s'étend de l'une à l'autre station balnéaire.

La hauteur de la couche de sable qui recouvre ces marais souterrains serait donnée par la profondeur des puits, lesquels s'alimenteraient à cette source éminemment insalubre.

Quelles sont les circonstances spéciales qui, le cas échéant, ont concouru à la formation de ces marais souterrains ? Outre que cette question n'est pas de notre compétence, elle importe très peu au sujet que nous traitons.

Nous dirons cependant que, en général, les marais souterrains se sont formés sur d'anciens marais pestilentiels dont la surface s'est peu à peu couverte d'une couche de matière argilo-ferrugineuse mélangée à des débris végétaux ; que cette couche devenant de plus en plus épaisse, de plus en plus solide, a fini par prendre assez de force pour supporter des masses considérables.

Il nous importe davantage d'établir que, sur bien des points du globe, l'existence des marais souterrains repose sur des faits positifs. Admise autrefois théoriquement, leur existence est aujourd'hui indiscutable depuis que nous savons qu'on trouve en Algérie de grands marécages souterrains à une faible profondeur, et qu'une perche, après avoir percé l'écorce solide, s'enfonce et disparaît. Il est notoire aussi que les eaux de certaines citernes, de certains puits du Sahara donnent immanquablement les fièvres intermittentes à toute personne qui les boit.

Il est donc suffisamment établi, par ce qui précède et par de nombreux autres faits qu'il serait superflu de rappeler, qu'il existe des marécages souterrains, et que l'eau de ces marécages, ingérée, peut donner naissance aux fièvres intermittentes.

Parmi les raisons qui nous font supposer que le territoire que nous étudions recèle dans son sein des marécages souterrains, nous devons mentionner : sa configuration plane et basse, d'où insuffisance, voire même absence complète de pentes permettant un libre écoulement des eaux vers la mer ou par ailleurs ; l'exhaussement progressif des côtes ; l'existence probable de marais découverts, sur ce territoire, avant son complet ensablement ; la qualité notoirement mauvaise des eaux fournies par certains puits ; enfin et surtout les résultats de notre observation clinique : Telle famille, en effet, arrive à la station balnéaire à une époque où la brise souffle de la mer et, par suite, éloigne de la localité les miasmes produits par les marais découverts. Aucune intoxication paludéenne, du fait de ces marais découverts, n'était donc à redouter, autant que durerait la brise d'Ouest.

Et cependant, six jours s'étaient à peine écoulés, que deux personnes de cette famille, une dame de soixante ans, et un jeune homme de dix-huit ans, étaient aux prises avec de violents accès de fièvre intermittente.

Le sulfate de quinine, administré aussistôt, n'arrêta pas les accès, qui reparurent tous les deux jours. Consulté alors, nous apprîmes que les deux fébricitants n'avaient fait aucune imprudence ; mais que, contrairement aux habitudes des autres membres de la famille, ils ne buvaient, pour ainsi dire, que de l'eau pure, *non bouillie et pas même filtrée.*

PRESCRIPTION : Ne faire usage que *d'eau préalablement soumise à une ébullition de 15 ou 20 minutes*, puis *soigneusement filtrée;* — continuer le sulfate de quinine. Les accès furent rapidement enrayés.

Les faits de cette nature, que nous avons observés en grand nombre, suffiraient amplement à établir la nocuité de l'eau fournie par certains puits.

Lorsque la brise souffle Est, Nord-Est, etc., c'est-à-dire quand les cas de fièvres sont fréquents aux stations balnéaires, les buveurs d'eau non bouillie ne sont pas seulement frappés les premiers ; ils le sont aussi, le plus ordinairement, avec une violence parfois inquiétante.

En dépit d'un changement radical de milieu, la quinine les guérit mal, lentement, apportant d'abord une certaine perturbation dans la périodicité, puis éloignant les accès.

Nous voyions encore, il y a quelques semaines, c'est-à-dire six mois après l'époque de l'infection paludéenne, un jeune homme de 22 ans qui nous présente un exemple typique de la gravité et de la persistance qui caractérisent certaines de ces fièvres dues à la double contamination de l'air et de l'eau.

Ce jeune homme, élève distingué de l'école des Beaux-Arts, passa la dernière quinzaine du mois d'août dernier tant à La Bôle qu'à Pornichet, où il but, surtout entre les repas, beaucoup d'eau fraîche, non bouillie, et telle, du reste, que la fournissaient les puits du voisinage.

Sa santé, jusqu'alors excellente, ne tarda pas à s'altérer. De violentes douleurs névralgiques à intermittence périodique bien régulière, furent le phénomène morbide initial de l'empoisonnement maremmatique ; le départ du malade fut décidé. Mais 48 heures s'étaient à peine écoulées depuis son retour dans sa famille, qu'un terrible accès de fièvre se déclarait et donnait les plus vives inquiétudes. Le sulfate de quinine à haute dose, l'arséniate de soude, ne firent qu'en modifier le type en distançant les accès qui, jusque dans ces derniers mois, conservèrent une partie de leur intensité première. Enfin ce jeune homme, très fatigué, très anémié par l'empoisonnement maremmatique que lui a valu son court séjour aux stations balnéaires de La Bôle et de Porniehet, a dû, ces jours derniers, abandonner ses études, quitter Paris, et retourner dans son pays.

Nous avons omis de dire qu'un ami, de 2 ou 3 ans plus âgé, l'avait accompagné aux bains de mer, vivant de la même vie, dans le même hôtel, et partageant ses distractions; mais cet ami, qui, du reste, continua a se bien porter, ne buvait que peu ou point d'eau aux repas, et jamais entre les repas.

Enfin, nous étions tellement pénétré, dès cette époque, du rôle considérable joué par l'eau de certains puits dans la genèse des fièvres intermittentes graves, que, chaque fois que nos conseils étaient requis, notre premier soin, avant d'établir un traitement et un pronostic, était de nous enquérir soigneusement de l'état sous lequel l'eau était habituellement bue par le fébricitant.

Eau stérilisée par l'ébullition : traitement classique des fièvres intermittentes ordinaires. et pronostic peu grave ; eau telle qu'elle émerge des puits, sans stérilisation préalable : traitement énergique, et pronostic grave. Il va sans dire que le premier conseil que nous donnions était d'abandonner sur le champ ces localités impaludées.

Les différences de gravité de ces fièvres dépendraient-elles de l'espèce végétale d'où procède le miasme fébrigène ?

Tiendraient-elles à la dose plus ou moins considérable de poison paludéen introduit dans l'économie par les seules voies respiratoires ?

Ou bien l'eau jouerait-elle en réalité le rôle considérable que nous lui attribuons ?

La première de ces trois hypothèses nous semble bien mystique.

La deuxième aurait plus de valeur si les fièvres graves de cette contrée ne se montraient pas presque exclusivement chez les buveurs d'eau non stérilisée.

Procédant donc par exclusion, nous en arrivons naturellement à admettre, comme seule vraie, notre troisième hypothèse.

En tous cas, si les considérations et les faits cliniques que nous venons d'exposer ne démontrent pas d'une manière absolue l'existence de marais souterrains à Pornichet, La Bôle et Le Pouliguen, ils donnent, du moins, toutes les preuves rationnelles que l'analogie et l'induction peuvent fournir en faveur de leur existence.

NOTE

Dans une série de nouvelles brochures, nous étudierons successivement les différentes stations balnéaires des côtes de France. Nous nous attacherons à bien mettre en relief les avantages ou les dangers afférents à chacune d'elles, de manière à prévenir, dans la mesure du possible, des déceptions et des regrets tardifs aux nombreuses personnes qui, chaque été, se rendent aux bords de la mer, soit pour y faire une cure, soit dans un simple but d'hygiène.

Le chef de famille, surtout, nous saura gré de nos efforts à le prémunir contre les dangers auxquels il pourrait, insciemment, exposer lui et les siens. Bien prévenu, celui qui, gratuitement, s'affranchirait de cette préoccupation, encourrait une grave responsabilité morale.

Dans quelques jours, paraîtra une 2e brochure traitant des stations balnéaires situées immédiatement au sud de l'embouchure de la Loire.

PARIS — IMPRIMERIE L. POCHY
21, Rue Croix-des-Petits-Champs

www.ingramcontent.com/pod-product-compliance
Ingram Content Group UK Ltd.
Pitfield, Milton Keynes, MK11 3LW, UK
UKHW021117230726
13926UKWH00002B/524